WOCHE:

	FRÜHSTÜCK	MITTAGESSEN	ABENDESSEN	SNACKS
MONTAG				
DIENSTAG				
MITTWOCH				
DONNERSTAG				
FREITAG				
SAMSTAG				
SONNTAG				

EINKAUFSLISTE

Notizen/Symptome/Unverträglichkeiten:

WOCHE: _______________________

	FRÜHSTÜCK	MITTAGESSEN	ABENDESSEN	SNACKS
MONTAG				
DIENSTAG				
MITTWOCH				
DONNERSTAG				
FREITAG				
SAMSTAG				
SONNTAG				

EINKAUFSLISTE

Notizen/Symptome/Unverträglichkeiten:

	FRÜHSTÜCK	MITTAGESSEN	ABENDESSEN	SNACKS
MONTAG				
DIENSTAG				
MITTWOCH				
DONNERSTAG				
FREITAG				
SAMSTAG				
SONNTAG				

EINKAUFSLISTE

Notizen/Symptome/Unverträglichkeiten:

	FRÜHSTÜCK	MITTAGESSEN	ABENDESSEN	SNACKS
MONTAG				
DIENSTAG				
MITTWOCH				
DONNERSTAG				
FREITAG				
SAMSTAG				
SONNTAG				

EINKAUFSLISTE

Notizen/Symptome/Unverträglichkeiten:

	FRÜHSTÜCK	MITTAGESSEN	ABENDESSEN	SNACKS
MONTAG				
DIENSTAG				
MITTWOCH				
DONNERSTAG				
FREITAG				
SAMSTAG				
SONNTAG				

EINKAUFSLISTE

Notizen/Symptome/Unverträglichkeiten:

WOCHE: ____________________

	FRÜHSTÜCK	MITTAGESSEN	ABENDESSEN	SNACKS
MONTAG				
DIENSTAG				
MITTWOCH				
DONNERSTAG				
FREITAG				
SAMSTAG				
SONNTAG				

EINKAUFSLISTE

Notizen/Symptome/Unverträglichkeiten:

	FRÜHSTÜCK	MITTAGESSEN	ABENDESSEN	SNACKS
MONTAG				
DIENSTAG				
MITTWOCH				
DONNERSTAG				
FREITAG				
SAMSTAG				
SONNTAG				

EINKAUFSLISTE

Notizen/Symptome/Unverträglichkeiten:

WOCHE:

	FRÜHSTÜCK	MITTAGESSEN	ABENDESSEN	SNACKS
MONTAG				
DIENSTAG				
MITTWOCH				
DONNERSTAG				
FREITAG				
SAMSTAG				
SONNTAG				

EINKAUFSLISTE

Notizen/Symptome/Unverträglichkeiten:

WOCHE:

	FRÜHSTÜCK	MITTAGESSEN	ABENDESSEN	SNACKS
MONTAG				
DIENSTAG				
MITTWOCH				
DONNERSTAG				
FREITAG				
SAMSTAG				
SONNTAG				

EINKAUFSLISTE

Notizen/Symptome/Unverträglichkeiten:

	FRÜHSTÜCK	MITTAGESSEN	ABENDESSEN	SNACKS
MONTAG				
DIENSTAG				
MITTWOCH				
DONNERSTAG				
FREITAG				
SAMSTAG				
SONNTAG				

EINKAUFSLISTE

Notizen/Symptome/Unverträglichkeiten:

WOCHE:

	FRÜHSTÜCK	MITTAGESSEN	ABENDESSEN	SNACKS
MONTAG				
DIENSTAG				
MITTWOCH				
DONNERSTAG				
FREITAG				
SAMSTAG				
SONNTAG				

EINKAUFSLISTE

Notizen/Symptome/Unverträglichkeiten:

WOCHE:

	FRÜHSTÜCK	MITTAGESSEN	ABENDESSEN	SNACKS
MONTAG				
DIENSTAG				
MITTWOCH				
DONNERSTAG				
FREITAG				
SAMSTAG				
SONNTAG				

EINKAUFSLISTE

Notizen/Symptome/Unverträglichkeiten:

WOCHE:

	FRÜHSTÜCK	MITTAGESSEN	ABENDESSEN	SNACKS
MONTAG				
DIENSTAG				
MITTWOCH				
DONNERSTAG				
FREITAG				
SAMSTAG				
SONNTAG				

EINKAUFSLISTE

Notizen/Symptome/Unverträglichkeiten:

WOCHE:

	FRÜHSTÜCK	MITTAGESSEN	ABENDESSEN	SNACKS
MONTAG				
DIENSTAG				
MITTWOCH				
DONNERSTAG				
FREITAG				
SAMSTAG				
SONNTAG				

EINKAUFSLISTE

Notizen/Symptome/Unverträglichkeiten:

WOCHE:

	FRÜHSTÜCK	MITTAGESSEN	ABENDESSEN	SNACKS
MONTAG				
DIENSTAG				
MITTWOCH				
DONNERSTAG				
FREITAG				
SAMSTAG				
SONNTAG				

EINKAUFSLISTE

Notizen/Symptome/Unverträglichkeiten:

	FRÜHSTÜCK	MITTAGESSEN	ABENDESSEN	SNACKS
MONTAG				
DIENSTAG				
MITTWOCH				
DONNERSTAG				
FREITAG				
SAMSTAG				
SONNTAG				

EINKAUFSLISTE

Notizen/Symptome/Unverträglichkeiten:

WOCHE:

	FRÜHSTÜCK	MITTAGESSEN	ABENDESSEN	SNACKS
MONTAG				
DIENSTAG				
MITTWOCH				
DONNERSTAG				
FREITAG				
SAMSTAG				
SONNTAG				

EINKAUFSLISTE

Notizen/Symptome/Unverträglichkeiten:

	FRÜHSTÜCK	MITTAGESSEN	ABENDESSEN	SNACKS
MONTAG				
DIENSTAG				
MITTWOCH				
DONNERSTAG				
FREITAG				
SAMSTAG				
SONNTAG				

EINKAUFSLISTE

Notizen/Symptome/Unverträglichkeiten:

	FRÜHSTÜCK	MITTAGESSEN	ABENDESSEN	SNACKS
MONTAG				
DIENSTAG				
MITTWOCH				
DONNERSTAG				
FREITAG				
SAMSTAG				
SONNTAG				

EINKAUFSLISTE

Notizen/Symptome/Unverträglichkeiten:

WOCHE:

	FRÜHSTÜCK	MITTAGESSEN	ABENDESSEN	SNACKS
MONTAG				
DIENSTAG				
MITTWOCH				
DONNERSTAG				
FREITAG				
SAMSTAG				
SONNTAG				

EINKAUFSLISTE

Notizen/Symptome/Unverträglichkeiten:

WOCHE:

	FRÜHSTÜCK	MITTAGESSEN	ABENDESSEN	SNACKS
MONTAG				
DIENSTAG				
MITTWOCH				
DONNERSTAG				
FREITAG				
SAMSTAG				
SONNTAG				

EINKAUFSLISTE

Notizen/Symptome/Unverträglichkeiten:

	FRÜHSTÜCK	MITTAGESSEN	ABENDESSEN	SNACKS
MONTAG				
DIENSTAG				
MITTWOCH				
DONNERSTAG				
FREITAG				
SAMSTAG				
SONNTAG				

EINKAUFSLISTE

Notizen/Symptome/Unverträglichkeiten:

WOCHE: _______________________

	FRÜHSTÜCK	MITTAGESSEN	ABENDESSEN	SNACKS
MONTAG				
DIENSTAG				
MITTWOCH				
DONNERSTAG				
FREITAG				
SAMSTAG				
SONNTAG				

EINKAUFSLISTE

Notizen/Symptome/Unverträglichkeiten:

WOCHE:

	FRÜHSTÜCK	MITTAGESSEN	ABENDESSEN	SNACKS
MONTAG				
DIENSTAG				
MITTWOCH				
DONNERSTAG				
FREITAG				
SAMSTAG				
SONNTAG				

EINKAUFSLISTE

Notizen/Symptome/Unverträglichkeiten:

	FRÜHSTÜCK	MITTAGESSEN	ABENDESSEN	SNACKS
MONTAG				
DIENSTAG				
MITTWOCH				
DONNERSTAG				
FREITAG				
SAMSTAG				
SONNTAG				

EINKAUFSLISTE

Notizen/Symptome/Unverträglichkeiten:

WOCHE:

	FRÜHSTÜCK	MITTAGESSEN	ABENDESSEN	SNACKS
MONTAG				
DIENSTAG				
MITTWOCH				
DONNERSTAG				
FREITAG				
SAMSTAG				
SONNTAG				

EINKAUFSLISTE

Notizen/Symptome/Unverträglichkeiten:

WOCHE:

FRÜHSTÜCK   MITTAGESSEN   ABENDESSEN   SNACKS

MONTAG
DIENSTAG
MITTWOCH
DONNERSTAG
FREITAG
SAMSTAG
SONNTAG

EINKAUFSLISTE

Notizen/Symptome/Unverträglichkeiten:

	FRÜHSTÜCK	MITTAGESSEN	ABENDESSEN	SNACKS
MONTAG				
DIENSTAG				
MITTWOCH				
DONNERSTAG				
FREITAG				
SAMSTAG				
SONNTAG				

EINKAUFSLISTE

Notizen/Symptome/Unverträglichkeiten:

	FRÜHSTÜCK	MITTAGESSEN	ABENDESSEN	SNACKS
MONTAG				
DIENSTAG				
MITTWOCH				
DONNERSTAG				
FREITAG				
SAMSTAG				
SONNTAG				

EINKAUFSLISTE

Notizen/Symptome/Unverträglichkeiten:

	FRÜHSTÜCK	MITTAGESSEN	ABENDESSEN	SNACKS
MONTAG				
DIENSTAG				
MITTWOCH				
DONNERSTAG				
FREITAG				
SAMSTAG				
SONNTAG				

EINKAUFSLISTE

Notizen/Symptome/Unverträglichkeiten:

	FRÜHSTÜCK	MITTAGESSEN	ABENDESSEN	SNACKS
MONTAG				
DIENSTAG				
MITTWOCH				
DONNERSTAG				
FREITAG				
SAMSTAG				
SONNTAG				

EINKAUFSLISTE

Notizen/Symptome/Unverträglichkeiten:

	FRÜHSTÜCK	MITTAGESSEN	ABENDESSEN	SNACKS
MONTAG				
DIENSTAG				
MITTWOCH				
DONNERSTAG				
FREITAG				
SAMSTAG				
SONNTAG				

EINKAUFSLISTE

Notizen/Symptome/Unverträglichkeiten:

WOCHE:

FRÜHSTÜCK | MITTAGESSEN | ABENDESSEN | SNACKS

MONTAG
DIENSTAG
MITTWOCH
DONNERSTAG
FREITAG
SAMSTAG
SONNTAG

EINKAUFSLISTE

Notizen/Symptome/Unverträglichkeiten:

	FRÜHSTÜCK	MITTAGESSEN	ABENDESSEN	SNACKS
MONTAG				
DIENSTAG				
MITTWOCH				
DONNERSTAG				
FREITAG				
SAMSTAG				
SONNTAG				

EINKAUFSLISTE

Notizen/Symptome/Unverträglichkeiten:

	FRÜHSTÜCK	MITTAGESSEN	ABENDESSEN	SNACKS
MONTAG				
DIENSTAG				
MITTWOCH				
DONNERSTAG				
FREITAG				
SAMSTAG				
SONNTAG				

EINKAUFSLISTE

Notizen/Symptome/Unverträglichkeiten:

	FRÜHSTÜCK	MITTAGESSEN	ABENDESSEN	SNACKS
MONTAG				
DIENSTAG				
MITTWOCH				
DONNERSTAG				
FREITAG				
SAMSTAG				
SONNTAG				

EINKAUFSLISTE

Notizen/Symptome/Unverträglichkeiten:

	FRÜHSTÜCK	MITTAGESSEN	ABENDESSEN	SNACKS
MONTAG				
DIENSTAG				
MITTWOCH				
DONNERSTAG				
FREITAG				
SAMSTAG				
SONNTAG				

EINKAUFSLISTE

Notizen/Symptome/Unverträglichkeiten:

WOCHE:

	FRÜHSTÜCK	MITTAGESSEN	ABENDESSEN	SNACKS
MONTAG				
DIENSTAG				
MITTWOCH				
DONNERSTAG				
FREITAG				
SAMSTAG				
SONNTAG				

EINKAUFSLISTE

Notizen/Symptome/Unverträglichkeiten:

	FRÜHSTÜCK	MITTAGESSEN	ABENDESSEN	SNACKS
MONTAG				
DIENSTAG				
MITTWOCH				
DONNERSTAG				
FREITAG				
SAMSTAG				
SONNTAG				

EINKAUFSLISTE

Notizen/Symptome/Unverträglichkeiten:

	FRÜHSTÜCK	MITTAGESSEN	ABENDESSEN	SNACKS
MONTAG				
DIENSTAG				
MITTWOCH				
DONNERSTAG				
FREITAG				
SAMSTAG				
SONNTAG				

EINKAUFSLISTE

Notizen/Symptome/Unverträglichkeiten:

	FRÜHSTÜCK	MITTAGESSEN	ABENDESSEN	SNACKS
MONTAG				
DIENSTAG				
MITTWOCH				
DONNERSTAG				
FREITAG				
SAMSTAG				
SONNTAG				

EINKAUFSLISTE

Notizen/Symptome/Unverträglichkeiten:

WOCHE:
FRÜHSTÜCK
MITTAGESSEN
ABENDESSEN
SNACKS
MONTAG
DIENSTAG
MITTWOCH
DONNERSTAG
FREITAG
SAMSTAG
SONNTAG

EINKAUFSLISTE

Notizen/Symptome/Unverträglichkeiten:

	FRÜHSTÜCK	MITTAGESSEN	ABENDESSEN	SNACKS
MONTAG				
DIENSTAG				
MITTWOCH				
DONNERSTAG				
FREITAG				
SAMSTAG				
SONNTAG				

EINKAUFSLISTE

Notizen/Symptome/Unverträglichkeiten:

WOCHE:

	FRÜHSTÜCK	MITTAGESSEN	ABENDESSEN	SNACKS
MONTAG				
DIENSTAG				
MITTWOCH				
DONNERSTAG				
FREITAG				
SAMSTAG				
SONNTAG				

EINKAUFSLISTE

Notizen/Symptome/Unverträglichkeiten:

	FRÜHSTÜCK	MITTAGESSEN	ABENDESSEN	SNACKS
MONTAG				
DIENSTAG				
MITTWOCH				
DONNERSTAG				
FREITAG				
SAMSTAG				
SONNTAG				

EINKAUFSLISTE

Notizen/Symptome/Unverträglichkeiten:

	FRÜHSTÜCK	MITTAGESSEN	ABENDESSEN	SNACKS
MONTAG				
DIENSTAG				
MITTWOCH				
DONNERSTAG				
FREITAG				
SAMSTAG				
SONNTAG				

EINKAUFSLISTE

Notizen/Symptome/Unverträglichkeiten:

WOCHE:

	FRÜHSTÜCK	MITTAGESSEN	ABENDESSEN	SNACKS
MONTAG				
DIENSTAG				
MITTWOCH				
DONNERSTAG				
FREITAG				
SAMSTAG				
SONNTAG				

EINKAUFSLISTE

Notizen/Symptome/Unverträglichkeiten:

WOCHE:

	FRÜHSTÜCK	MITTAGESSEN	ABENDESSEN	SNACKS
MONTAG				
DIENSTAG				
MITTWOCH				
DONNERSTAG				
FREITAG				
SAMSTAG				
SONNTAG				

EINKAUFSLISTE

Notizen/Symptome/Unverträglichkeiten:

	FRÜHSTÜCK	MITTAGESSEN	ABENDESSEN	SNACKS
MONTAG				
DIENSTAG				
MITTWOCH				
DONNERSTAG				
FREITAG				
SAMSTAG				
SONNTAG				

EINKAUFSLISTE

Notizen/Symptome/Unverträglichkeiten:

WOCHE:

	FRÜHSTÜCK	MITTAGESSEN	ABENDESSEN	SNACKS
MONTAG				
DIENSTAG				
MITTWOCH				
DONNERSTAG				
FREITAG				
SAMSTAG				
SONNTAG				

EINKAUFSLISTE

Notizen/Symptome/Unverträglichkeiten:

WOCHE:

	FRÜHSTÜCK	MITTAGESSEN	ABENDESSEN	SNACKS
MONTAG				
DIENSTAG				
MITTWOCH				
DONNERSTAG				
FREITAG				
SAMSTAG				
SONNTAG				

EINKAUFSLISTE

Notizen/Symptome/Unverträglichkeiten:

	FRÜHSTÜCK	MITTAGESSEN	ABENDESSEN	SNACKS
MONTAG				
DIENSTAG				
MITTWOCH				
DONNERSTAG				
FREITAG				
SAMSTAG				
SONNTAG				

EINKAUFSLISTE

Notizen/Symptome/Unverträglichkeiten:

www.ingramcontent.com/pod-product-compliance
Lightning Source LLC
Chambersburg PA
CBHW061027050726
47592CB00004B/1372